AF468059

DE L'EMPLOI

DES

INJECTIONS HYPODERMIQUES MASSIVES

DE

SÉRUM ARTIFICIEL

ET DE

L'INFUSION D'AHOUANDÉMÉ (Cassia occidentalis, L.)

DANS LE

Traitement de la Fièvre bilieuse hémoglobinurique

Communication faite au XIIIe Congrès international de Médecine de 1900

Par le Dr Paul GOUZIEN

Médecin principal des Colonies

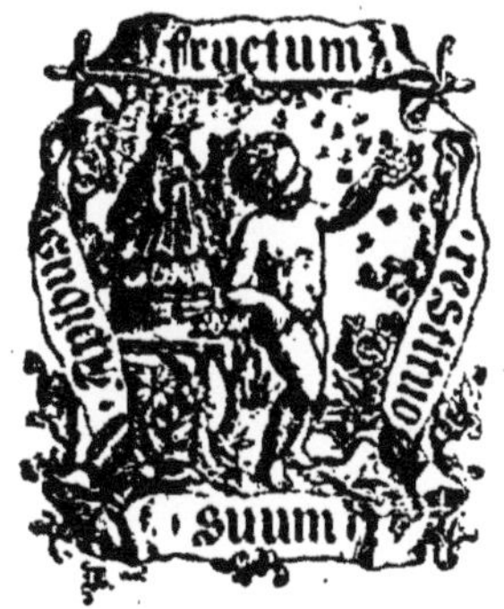

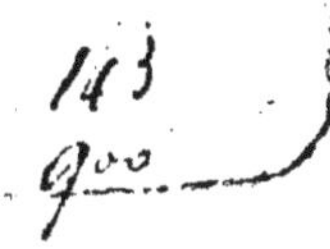

PARIS

SOCIÉTÉ D'ÉDITIONS SCIENTIFIQUES

PLACE DE L'ÉCOLE DE MÉDECINE

4, Rue Antoine-Dubois, 4

1900

DE L'EMPLOI

DES

INJECTIONS HYPODERMIQUES MASSIVES

DE

SÉRUM ARTIFICIEL

ET DE

L'Infusion d'Ahouandémé (Cassia occidentalis, L.)

DANS LE

TRAITEMENT DE LA FIÈVRE BILIEUSE HÉMOGLOBINURIQUE

Communication faite au XIIIe Congrès international de Médecine de 1900

DE L'EMPLOI

DES

INJECTIONS HYPODERMIQUES MASSIVES

DE

SÉRUM ARTIFICIEL

ET DE

L'INFUSION D'AHOUANDÉMÉ (Cassia occidentalis, L.)

DANS LE

Traitement de la Fièvre bilieuse hémoglobinurique

Communication faite au XIIIe Congrès international de Médecine de 1900

Par le Dr Paul GOUZIEN
Médecin principal des Colonies

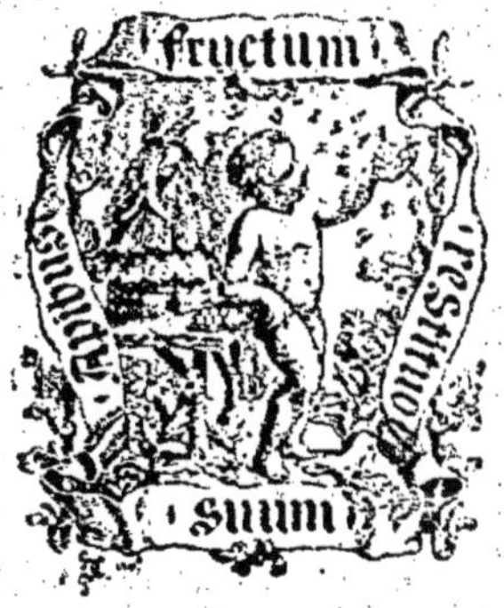

PARIS
SOCIÉTÉ D'ÉDITIONS SCIENTIFIQUES
PLACE DE L'ÉCOLE DE MÉDECINE
4, Rue Antoine - Dubois, 4

1900

DE L'EMPLOI

DES

INJECTIONS HYPODERMIQUES MASSIVES

DE

SÉRUM ARTIFICIEL

ET DE

L'Infusion d'Ahouandémé (Cassia occidentalis, L.)

DANS LE

TRAITEMENT DE LA FIÈVRE BILIEUSE HÉMOGLOBINURIQUE

Communication faite au XIIIe Congrès international de Médecine de 1900

Messieurs,

La fièvre bilieuse hémoglobinurique est, sans contredit, l'affection la plus redoutable du Continent noir et, notamment, de la Côte occidentale d'Afrique. Aussi a-t-elle, de tout temps, exercé les efforts de la thérapeutique tropicale. Les médications les plus diverses lui ont été tour à tour opposées, avec des succès variables, mais sans qu'à aucun moment soit intervenue une méthode vraiment rigoureuse de traitement, s'attaquant, sinon à la cause même du mal, encore indéterminée, du moins à ses effets les plus immédiats.

La bactériologie n'a malheureusement pu, jusqu'à présent, déceler la nature de l'agent pathogène, et la lutte continue de rester ouverte et vive, sur le terrain du paludisme, entre les partisans de la quinine à doses hardies, en quelque sorte massives, et ceux qui lui dénient, en l'espèce, toute action utile, allant jusqu'à lui attribuer un rôle majeur, ou même exclusif, dans la production du syndrome hémoglobinurique. On conçoit qu'en présence de ces deux opinions, diamétralement opposées, et qui comptent chacune d'éminents défenseurs, le médecin nouveau venu dans les contrées où règne l'endémie, soit complètement désorienté et louvoie sans confiance, faute de direction ferme : tâtonnements d'autant plus regrettables qu'il s'agit d'une affection à marche rapide, parfois foudroyante, où la promptitude de décision est une condition essentielle de réussite.

En somme, si de nombreux arguments ont été échangés entre les champions et les détracteurs de la quinine, il ne paraît point que la thérapeutique ait tiré grand profit de cette discussion, sans cesse renaissante ; et il ressort surtout de ce litige, qu'un médicament dont le mode d'action est si diversement apprécié, n'est point exempt de reproche et ne saurait, en tous cas, être considéré comme un spécifique de la maladie en question.

Il importait donc de s'engager dans une autre voie en recherchant, par exemple, si dans les nouvelles méthodes thérapeutiques, il ne s'en trouvait pas une qui pût s'adapter avec succès au traitement de la « fièvre à urines noires. » La sérothérapie nous a précisément donné, à cet égard, les satisfactions qu'on était en droit d'en attendre. Sans préjuger la nature du processus morbide, elle en combat directement les effets, remplaçant les hésitations d'une thérapeutique basée sur des donnés incertaines par une médication symptomatique et rationnelle, inspirée des indications générales d'intervention d'un agent thérapeutique de premier ordre.

Il était, en effet, légitime de prévoir — et, avant que nous eussions systématisé l'emploi des injections de sérum dans la fièvre bilieuse hémoglobinurique, des tentatives isolées, mais timides et parfois trop tardives, avaient déjà été effectuées vers la même époque et dans des circonstances analogues — on pouvait pressentir, disons-nous, que la sérothérapie se montrerait particulièrement efficace dans une affection qui se caractérise, d'un côté, par une altération rapide et profonde du sang, tant dans ses éléments globulaires que dans sa portion séreuse ; d'un autre côté, par des troubles de l'appareil urinaire se traduisant, dans les formes graves, par l'oligurie, l'anurie et les accidents qui en découlent.

La sérothérapie pare à ce double danger : en équilibrant la déplétion vasculaire, résultat de la fonte rapide des hématies et de la polyurie initiale, ainsi que des déperditions aqueuses occasionnées par les vomissements, elle rétablit le tonus des vaisseaux et ranime l'activité cardiaque. Par son influence, le globule se reforme et se multiplie, et l'économie reçoit, dans son ensemble, le stimulus nécessaire au bon fonctionnement de son mécanisme. D'autre part, l'accroissement de la pression sanguine intra-glomérulaire, déterminé par cet afflux liquide, vient en aide à la filtration rénale, entravée par l'apport incessant des déchets globulaires et des débris épithéliaux résultant de l'attaque de la paroi des glomérules et des tubuli par le passage d'une urine irritante. Tous ces produits excrémentitiels, auxquels viennent probablement s'ajouter les toxines solubles sécrétées par l'infectieux lui-même, sont ainsi, par une sorte de lessivage, charriés et entraînés au dehors, au fur et à mesure de leur formation. Et le résultat premier, sensible, de cette intervention, est, avec l'amélioration notable de l'état général, que le malade traduit par un sentiment particulier de bien-être, l'éclaircissement et l'augmentation de volume de l'urine, ainsi qu'une sudation abondante et, parfois, une débâcle biliaire des plus favorables.

Depuis que nous avons adopté ce mode de traitement, nous n'avons observé qu'une seule fois l'oligurie, avec accompagnement de phénomènes urémiques assez inquiétants — et il s'agissait d'un malade que des accidents vénériens et syphilitiques répétés prédisposaient aux complications de cette nature. Ici le sérum n'a pas eu immédiatement son plein effet : il parvint, néanmoins, à faire sa voie à travers le filtre rénal en partie obstrué, et des urines claires et copieuses marquèrent la fin de la crise urémique. C'est, disons-nous, le seul accident de ce genre que nous ayons noté, depuis l'application de ladite méthode, ce qui nous porte à attribuer au sérum une action palliative capable de prévenir, par un balayage hâtif et continu, l'encombrement du rein, et d'assurer la permanence du courant urinaire.

Quelle doit être la quantité de liquide introduite sous les téguments? Habituellement, une dose de 100 à 300 gr. par séance de la solution physiologique de sel marin, à 7 gr. pour 1.000, est suffisante pour le but qu'on se propose, à savoir, de stimuler et d'entretenir l'énergie vitale pendant le temps nécessaire à la réparation globulaire et à la remise en jeu des diverses fonctions dont l'équilibre a été troublé par l'orage infectieux.

On renouvellera les injections de sérum autant de fois qu'il sera besoin, en se réglant sur l'état d'hypoglobulie et d'hypotension vasculaire, caractérisé objectivement par la finesse et la rapidité du pouls, l'affolement cardiaque, la dypnée, la tendance syncopale, etc...

Il ne nous paraît point qu'il y ait lieu d'avoir recours à des doses trop fortes de sérum. Nous nous laissons guider en cela par la tolérance du malade, généralement acquise dès la deuxième injection, par l'état de la température, une fièvre trop vive étant, selon nous, une contre-indication à l'emploi immédiat de cet agent, et par la vitesse de pénétration du liquide dans le tissu cellulaire sous-cutané, vitesse qui, grâce à la distension des mailles de ce tissu par une première injection, devient plus rapide si l'on réopère à la même place.

Nous n'avons jamais dépassé le chiffre de quatre injections, et, dans certains cas, une seule ou deux ont suffi pour remettre le malade dans la bonne voie.

Mais il convient d'agir aussi près que possible du début, car c'est le meilleur moyen de prévenir l'encombrement rénal et, tout en compensant les pertes sanguines déjà éprouvées, d'en empêcher la reproduction, le sérum artificiel jouissant de propriétés hémostatiques reconnues et, peut-être aussi, d'un certain pouvoir destructeur vis-à-vis de l'infectieux lui-même.

L'expérience nous a conduit à proposer la formule suivante si, au bout de 24 heures d'hémoglobinurie, l'urine ne tend pas à s'éclaircir, et que la température ne dépasse pas 39°, pratiquer sous la peau du flanc une première injection de 100-300 gr. de sérum artificiel, qui sera renouvelée les jours suivants, si la situation l'exige.

Habituellement, l'opération est bien supportée ; mais eût-on affaire à un sujet particulièrement impressionnable, qu'en face d'une indication urgente à remplir, il ne faudrait point s'arrêter à sa résistance. Nous avons d'ailleurs constaté que tel malade qui avait manifesté quelque répugnance à accepter la première injection, en réclamait parfois de lui-même le renouvellement, ayant conscience du bien-être et du soulagement que lui avait procurés la première intervention.

Comme appareil instrumental, nous nous servions simplement du récipient et du tube Faucher, auquel nous adaptions le tube intermédiaire en caoutchouc de la seringue stérilisable de Roux et une longue aiguille en platine iridié du calibre n° 1 ou n° 2. Le siège de prédilection de la piqûre était l'un ou l'autre flanc, plus rarement la dépression rétro-trochantérienne. Quant à la durée de l'injection, elle variait de 5 à 15 minutes, selon les circonstances.

Dans les cas de moyenne intensité, nous avons fait un usage constant et toujours avantageux des petits lavements de ce même sérum, dans les proportions de 4 à 6, de 200 gr. chaque, en 24 heures. Ces injections rectales qui, assez souvent, constituaient la partie essentielle du traitement, agissaient dans le même sens que les injections sous-cutanées, quoique avec moins de rapidité et de précision. Elles sont, d'ailleurs, un adjuvant précieux de l'hypodermoclyse, dans les formes sévères, en permettant de modérer l'emploi de la voie sous-dermique chez les sujets pusillanimes et dont le nervosisme doit être, jusqu'à un certain point, ménagé.

A côté des injections et des lavements de sérum artificiel, nous avons employé avec grand profit, dans le traitement de la fièvre bilieuse hémoglobinurique, un médicament, déjà connu dans la pharmacopée tropicale, au titre de fébrifuge, mais dont l'efficacité n'avait pas encore été signalée dans les cas de l'espèce présente : nous voulons parler de l'*Ahouandémé*, nom donné par les indigènes du Dahomey au *Cassia occidentalis*, L., légumineuse de la tribu des Cassiées. L'infusion de feuilles de cette plante, appliquée par nos collègues et par nous au traitement de l'accès mélanurique, nous a parfois donné de très heureux résultats. L'Ahouandémé agit-il seulement par ses propriétés diurétiques, diaphorétiques et cholagogues, ou possède-t-il, en outre, une spécificité particulière à l'égard de l'agent morbigène — c'est là une question à élucider. En fait, les résultats chez certains sujets, se sont montrés si nets et si rapides, que nous n'hésitons pas à y voir l'effet direct du médicament. Il est des cas où la tisane d'Ahouandémé, prise dès l'éclosion de la maladie, a fait pour ainsi dire tous les frais du traitement : dès les premiers verres se manifestaient les phénomènes critiques consistant en éclaircissement notable et augmentation de volume des urines, sueurs profuses, évacuations alvines abondantes, et le malade entrait aussitôt en convalescence. Point n'était besoin alors de recourir aux injections de sérum, les déperditions sanguines, réprimées dès l'origine, n'ayant que modérément affecté l'état général. Si, toutefois, les forces tardaient à revenir, on hâtait leur retour en s'aidant des lavements d'eau salée, à raison de 2 à 3 par jour.

Nous avons réuni quelques observations assez typiques concernant l'emploi de cette Cassiée, et nombre d'Européens résidant dans la brousse, en dehors des postes médicaux, se sont également bien trouvés de l'usage de ce médicament, tant dans la rémittente bilieuse simple que dans l'accès bilieux hémoglobinurique. Aussi la culture de l'Ahouandémé s'est-elle promptement répandue sur tout le territoire de la colonie.

Nous formulons comme suit la *Tisane d'Ahouandémé* :

Feuilles d'Ahouandémé, récemment desséchées.. 15 gr.

faire infuser avec

Eau.................................... 950 gr.

filtrer et ajouter

Jus d'un petit citron indigène.................. N° 1.
Sirop de sucre.............................. 50 gr.

A prendre par verrées, à la dose de 1-3 litres par jour, en rapprochant le plus possible les premières prises. Cette boisson est habituellement bien acceptée, à moins d'intolérance gastrique exagérée, auquel cas il est nécessaire d'intervenir plus activement, et sans s'attarder aux demi-mesures, par l'injection hypodermique de sérum artificiel.

Nous avons exposé avec détail, dans deux notes successives publiées, cette année même, dans les *Annales d'Hygiène et de Médecine coloniales*, en appuyant notre étude d'un choix de 14 observations, les résultats que nous avons obtenus, ainsi que nos collègues du Dahomey, de l'emploi systématique de la sérothérapie artificielle et de la tisane d'Ahouandémé dans le traitement de la fièvre à urines noires. Nous allons en faire connaître les principaux traits. Mais, au préalable, qu'il nous soit permis de mentionner en passant, parmi les agents thérapeutiques si nombreux que cette affection groupe autour d'elle, ceux qui nous semblent mériter le plus de confiance comme adjuvants de la médication précédente.

L'éther et la caféine, en injections sous-cutanées, figurent en première ligne parmi ces moyens auxiliaires. Non seulement ils rendent les plus grands services chez les malades en état d'adynamie profonde, mais ils constituent aussi une excellente préparation à l'injection de sérum elle-même, en permettant de soutenir l'énergie du patient pendant la courte durée de cette opération. La caféine est, en même temps, un bon diurétique et l'un des meilleurs moyens de combattre l'énervement fort pénible qu'accusent certains malades, et qui paraît résulter de la déplétion rapide de leur système vasculaire.

L'antipyrine pourra être prescrite à petite dose, contre l'hyperthermie initiale, en secondant son action par quelques tasses de thé punché ; mais on n'usera de ce médicament qu'avec une sage réserve, vu l'état de l'appareil rénal.

La digitale, comme tonique du cœur, et aussi comme diurétique, de même que la lactose et les eaux bicarbonatées sodiques, l'eau chloroformée, les petits lavements frais renouvelés, le drap mouillé, les pulvérisations d'éther à l'épigastre, les ventouses sèches nombreuses et répétées aux lombes, les inhalations d'oxygène,... sont autant de moyens utilisables selon les circonstances, et dont nous avons discuté la valeur respective et les indications au cours de notre travail précité.

Il nous reste à dire quelques mots de l'emploi de la quinine dans l'affection qui nous occupe. La question est trop épineuse et trop controversée pour que nous essayions de la reprendre, pour notre propre compte, dans une note de cette nature. Nous nous bornerons donc à quelques remarques et réflexions personnelles.

Plusieurs de nos malades n'avaient pris que fort peu ou point de quinine, au moment où est survenu l'accès hémoglobinurique. Chez d'autres, les mictions noires ont suivi de près l'absorption de l'alcaloïde ; mais il convient de noter que la plupart de ces malades se trouvaient, depuis quelques jours déjà, en état d'imminence morbide et accusaient, avec l'état fébrile, cette lassitude extrême qui est le prodrome habituel des cas de spéciale gravité : aussi la quinine paraissait-elle jouer, dans de telles circonstances, un rôle plutôt déterminant que spécifique.

Quoi qu'il en soit, chez aucun de nos malades, le médicament ne fut donné à dose massive dans le cours même de l'accès : au plus, 1-2 injections de 0,25 centigr. de bromhydrate ou de chlorhydrate dans les 24 heures, pendant la période hyperthermique du début ; on en reprenait parfois l'administration, au décours de la maladie, quand la fièvre affectait un type franchement intermittent. Enfin, plusieurs de nos hémoglobinuriques ont guéri sans quinine. — Une seule fois nous avons constaté un léger obscurcissement des urines après l'administration du médicament ; le même fait se retrouve, plus ou moins marqué, dans trois observations de nos collègues.

Certes, il n'est plus question aujourd'hui de mettre en doute la notion, désormais acquise, d'une hémoglobinurie post-quinique. Nous serions même, pour notre part, enclin à envisager la fièvre dite bilieuse hémoglobinurique de certaines contrées d'Asie, telles que l'Indo-Chine, et qui diffère si notablement, par sa bénignité, de l'affection qui, sous le même nom, exerce ses ravages sur la côte d'Afrique, comme reconnaissant surtout cette origine. Mais encore convient-il de supposer qu'il existe, à ce point de vue, une idiosyncrasie spéciale ; car on ne peut s'empêcher de remarquer la rareté de l'accident dont il s'agit, au regard du nombre d'Européens qui font de la quinine un usage immodéré. Et, en ce qui concerne les cas de l'espèce que nous examinons, nous admettrions volontiers qu'au-dessus de cette prédisposition naturelle et individuelle vis-à-vis du médicament, existe une autre tendance de même sens, mais acquise et créée par un état particulier de l'organisme, dont l'agent morbide serait le point de départ, état caractérisé par une modification de l'élément globulaire et de la vascularisation générale, capable d'engendrer l'hémoglobinurie ou même l'hématurie vraie, comme le fait a été constaté. Bref, de même que l'application d'un vésicatoire pourrait, en l'état d'irritation de l'appareil urinaire causé par l'infection, exagérer la lésion rénale à son début et déterminer une néphrite grave, de même, en ce qui concerne l'appareil circulatoire, la quinine mise en présence d'un organisme déjà travaillé par l'action microbienne, sera susceptible d'accentuer les troubles vasculaires préexistants et d'amener ou de rappeler le facteur hémoglobinurique.

En somme, tout en reconnaissant que la quinine peut, dans certaines circonstances, provoquer la mélanurie, nous ne pouvons voir en elle la cause première et unique du syndrome clinique qui caractérise l'affection dans son ensemble. Eût-elle, d'ailleurs, pour effet d'occasionner, dans des cas que nous persistons à considérer comme fort rares, de tels accidents que, grâce au sérum artificiel, nous nous trouverions aujourd'hui en mesure de compenser les pertes subies, en introduisant immédiatement sous la peau une dose de cette solution suffisante pour rétablir l'équilibre.

Aussi, sans le conseiller d'une manière systématique, puisque, dans plusieurs cas, nous n'y avons pas eu recours, nous ne croyons pas devoir nous priver d'un médicament qui, en dehors même de ses propriétés antipaludéennes, dont la réalité peut, en l'espèce, être discutée, jouit d'une efficacité reconnue comme antiseptique général et antipyrétique, et est, en conséquence, apte à trouver un utile emploi dans une maladie aux allures si nettement infectieuses.

Il nous reste à exposer sommairement les résultats de notre pratique.

Depuis le mois de janvier 1897 jusqu'en fin mars 1900, date de notre deuxième départ du Dahomey, soit pendant une période de 3 ans et 2 mois, sur 53 malades traités pour fièvre bilieuse hémoglobinurique dans les formations sanitaires de la colonie, aucun n'a succombé, alors que, pendant ce même laps de temps, 5 décès ont eu lieu dans les postes dépourvus de médecins. La seule année 1899 fournit 30 cas, tous terminés par la guérison.

La base du traitement consistait dans l'emploi du sérum artificiel. Aux cas les plus graves étaient réservées les injections sous-cutanées de ce liquide, et parfois le résultat de cette intervention était d'une rapidité saisissante : comme s'il se fût agi de l'injection intra-veineuse appliquée à un cas de choléra ou d'hémorragie grave, on assistait à un réveil pour ainsi dire instantané d'un organisme en état de complète déchéance, ne réagissant plus aux moyens habituels, insensible même aux injections sous-cutanées d'éther répétées.

Les tableaux de statistique annexés à notre deuxième note indiquent, d'une part, le pourcentage de la mortalité pour un certain nombre de contrées de la Côte occidentale d'Afrique, tributaires de la fièvre bilieuse hémoglobinurique, proportion qui s'élève en moyenne, à l'heure actuelle, à 20 décès p. 100. Ils nous permettent, d'autre part, de constater, en ce qui concerne le Dahomey, qu'avec un chiffre croissant de morbidité, la mortalité diminue progressivement jusqu'à devenir nulle. Le dernier décès du genre, enregistré à la date du 17 janvier 1897, était antérieur de quelques semaines à l'application de la méthode sérothérapique, et, depuis lors, 53 cas ont été traités, avec un succès constant, par les médecins de la colonie, dont 32 pour l'hôpital de Porto-Novo et l'ambulance de Cotonou réunis. Chacun de nos collègues a eu un ou plusieurs succès à son actif, et nous avons, pour notre part, traité 21 de ces malades, sur lesquels 5 ont bénéficié, en des conjonctures particulièrement sévères, de l'injection sous-cutanée de sérum artificiel.

Devant ces résultats, il ne nous paraît point téméraire de conclure, qu'en face d'un cas de fièvre bilieuse hémoglobinurique, nous possédons, dès à présent, à défaut d'un médicament spécifique et directement opposable à l'agent pathogène, dont la nature est d'ailleurs à déterminer, un ensemble de moyens de protection et de soutien de l'organisme, qui nous mettent à même de lutter avec avantage contre les manifestations symptomatiques de cette redoutable endémie, moyens que domine, sans conteste, la sérothérapie artificielle.

A la faveur de cette médication nouvelle, instituée d'une manière systématique, le chiffre de la léthalité doit, à l'exemple de ce que nous avons observé au Dahomey, s'abaisser d'une manière notable dans les divers pays tropicaux où règne cette entité morbide, et se limiter à un petit nombre de cas où des lésions préexistantes du rein (cirrhose, néphrite...) créent chez le patient un état d'insuffisance fonctionnelle d'autant plus grave qu'il s'agit d'une affection dont la curabilité est étroitement liée à l'intégrité de cet émonctoire.

Ajoutons que la méthode a l'avantage de reposer sur un principe rationnel, que la pratique justifie pleinement, ce qui lui est un gage pour l'avenir et la met à l'abri des disgrâces réservées à certains médicaments qui, entrés dans la thérapeutique sous des aspects séduisants, cessent bientôt de plaire ayant cessé de guérir.

Châteauroux. — Typ. et Lith. P. Langlois et Cie

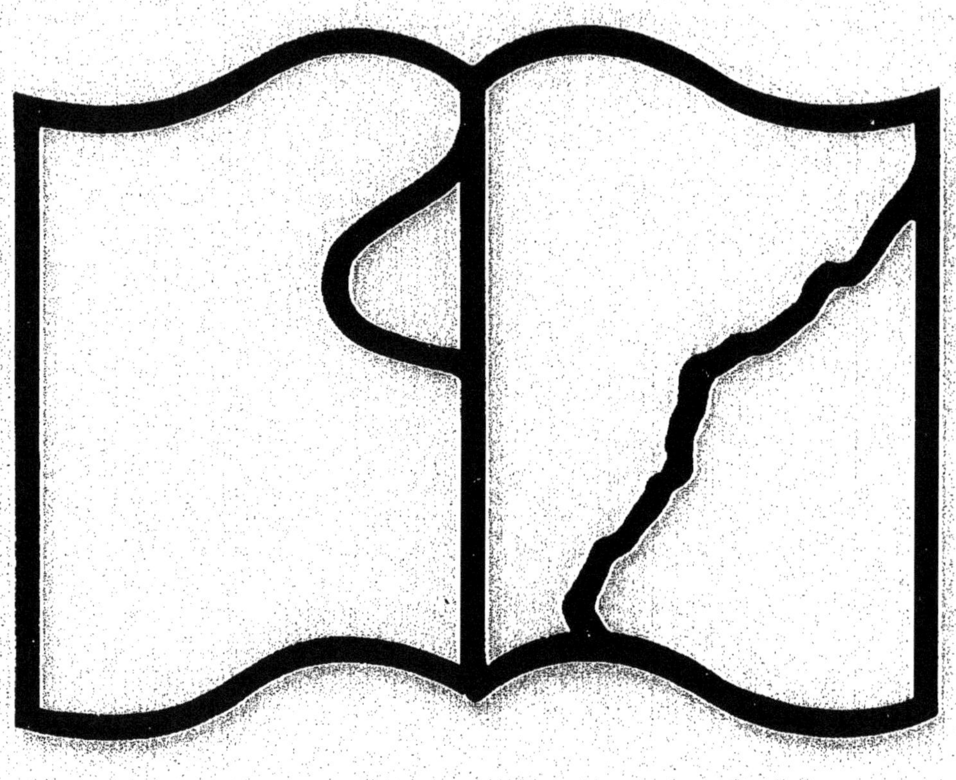

Texte détérioré — reliure défectueuse

NF Z 43-120-11

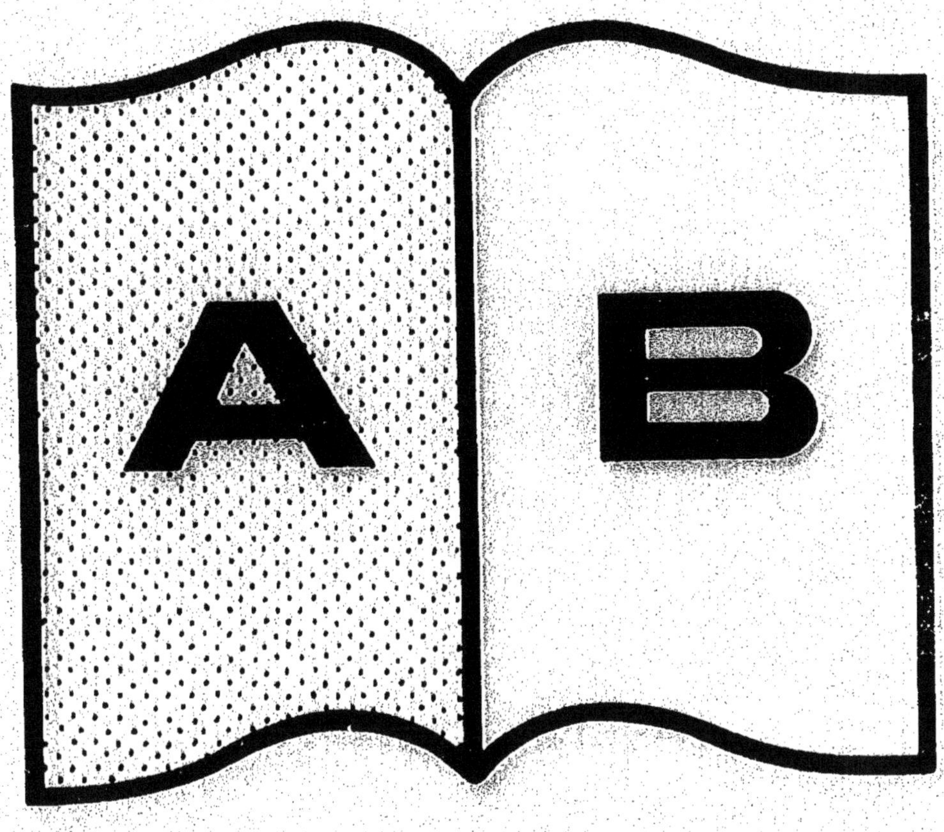

Contraste insuffisant

NF Z 43-120-14

www.ingramcontent.com/pod-product-compliance
Ingram Content Group UK Ltd.
Pitfield, Milton Keynes, MK11 3LW, UK
UKHW020550230726
13925UKWH00006B/2513

9 782013 559256